Verein für innere Medicin.

Eröffnungsrede

gehalten von

Geh. Medicinal-Rath Professor **Dr. E. Leyden**

in der ersten Sitzung
des Winterhalbjahres am 18. October 1886.

Berlin.
Druck und Verlag von Georg Reimer.
1886.

Sonderabdruck aus der „Deutschen medicinischen Wochenschrift“
No. 42, 1886.

Meine Herren Collegen!

Indem ich Sie heute von dieser Stelle nach längerer Ferienpause wieder begrüsse, spreche ich den Wunsch aus, dass Sie Alle neu gestärkt heimgekehrt sind, um mit frischen Kräften dem arbeitsreichen Winter entgegenzugehen. Auch für unsern Verein wünschen wir eine arbeits- und inhaltreiche Zeit, wozu ein Jeder sein Scherflein beitragen möge.

Das für uns wichtigste Ereigniss der Zwischenzeit war die Naturforscher-Versammlung, von deren überaus glänzendem Verlaufe die Meisten von Ihnen Augenzeugen gewesen sein werden. Diese Versammlung hat uns von Neuem den innigen Zusammhang zwischen Naturwissenschaft und Medicin, aber auch das Uebergewicht der Naturwissenschaften vor Augen geführt. Wir leben, wie uns aus competentestem Munde gesagt wurde, im Zeitalter der Naturwissenschaften. In geistreicher Rede wurde uns ein Blick in die Zukunft eröffnet, welcher durch die Fortschritte der Naturwissenschaft die glänzendsten Errungenschaften nicht nur für das sociale Leben, sondern auch für die Medicin in Aussicht stellte.

Von diesen schönen Festtagen sind wir zu unserer ärztlichen Berufsarbeit zurückgekehrt. Auch hierbei haben wir täglich der Segnungen zu gedenken, welche unsere Kunst von den Naturwissenschaften empfangen hat; aber wir wollen auch den anderen Genius der ärztlichen Kunst nicht vergessen — ich meine die Erfahrung. Da, wo das elektrische Licht der Wissenschaft noch nicht hingedrungen, müssen wir uns mit dem bescheidenen Lämpchen der Erfahrung begnügen, um uns in den verworrenen Vorgängen des kranken Lebens einigermaassen zurechtzufinden. Unter der Erfahrung verstehe ich sowohl diejenige, welche Jeder in der Ausübung seiner Kunst am Krankenbette sammelt, und welche in Jahrzehnten reift und Früchte trägt, als auch diejenige, welche von Geschlecht zu Geschlecht übertragen und vervollkommnet, in den Werken der alten Meister unserer Kunst niedergelegt ist und den eigentlichen Kern der Geschichte der Medicin ausmacht.

Es sei mir noch vergönnt, mit einigen Worten des schönen Vortrages zu gedenken, welchen unser hochverehrter Herr College v. Bergmann über das Verhältniss der neueren Chirurgie zur inneren Medicin gehalten hat. Allseitig mit lebhaftem Beifall aufgenommen, haben diese Worte gerade in unserem Verein einen sympathischen Widerhall finden müssen. Mit besonderer Genugthuung sahen wir den berühmten Chirurgen diejenigen Gesichtspunkte hervorheben, welche zur Gründung unseres Vereins Veranlassung gaben und welche die Richtschnur unserer Arbeiten gewesen sind.

Chirurgie und Medicin sind in edelem Wettstreite stets neben einander hergegangen, bald die eine, bald die andere in lebhafterem Tempo. Sie streben nicht nach verschiedenen Zielen; ihre Aufgaben sind die gleichen: diejenigen Mittel zu vervollkommnen, welche dem kranken Menschen Hilfe bringen und das gefährdete Leben retten können. Beide schlagen ihre Wurzeln in dem sichern Boden exacter naturwissenschaftlicher Erkenntniss, beide sind in ihrer Ausübung nicht nur eine angewandte Wissenschaft, sondern eine Kunst, denn sie erfordern ausser dem Wissen auch ein Können: Uebung, Erfahrung und angeborene Begabung.

Die Wege der inneren Medicin sind freilich in mancher Beziehung andere gewesen wie die der Chirurgie. Diese hat sich isolirter und auch selbstständiger entwickelt, stets ihre practischen Aufgaben im Auge behaltend. Im allgemeinen war es für sie leichter, ihre Ziele fest ins Auge zu fassen, leichter, zu beurtheilen, was sie vermag, und von sich abzuweisen, was nicht in ihr Bereich fällt.

Der Gang der inneren Medicin ist schwieriger und verwickelter gewesen. Ursprünglich ebenfalls aus dem Bedürfniss entsprungen [1]), dem kranken und schwachen Menschen Hülfe oder wenigstens Trost und Erleichterung zu bringen, ist sie bald zu den schwierigsten Problemen von Leben und Tod, Gesundheit und Krankheit in nahe Beziehung getreten. Beeinflusst von der Entwicklung der Anschauungen über diese grossen biologischen Fragen, hat sie alle Schwankungen derselben fühlen und mitmachen müssen. Auch der Vorwurf der Unvollkommenheit und Unmächtigkeit hat auf ihr gelastet, da sie allen Ansprüchen, die an sie gestellt wurden, ebensowenig genügen kann, als sie Tod und Krankheit aus der Welt zu verbannen vermag.

Auch in der neuesten Epoche unserer Wissenschaft sind die Aufgaben der inneren Medicin die weitaus schwierigsten gewesen. Die exacten Wissenschaften begannen damit, die Fundamente der alten anscheinend so wohlgefügten Kunst mit strenger Kritik zu prüfen, den Maassstab exacter Naturwissenschaft an dieselbe zu legen. Und da hielt nur wenig Stand. Aehnlich wie die französische Revolution in vielen anderen Beziehungen, so brach auch die neue Medicin mit der Vergangenheit. Die Autorität des Alten war vernichtet, man wollte die Medicin ganz neu aufbauen. La médecine est une science à faire, sagte Magendie. Man riss das alte Gebäude ein, ehe man noch im Stande war, ein neues aufzubauen. Die Folge davon war der therapeutische Nihilismus, welcher in der Wiener Schule und besonders durch Dittel seinen schärfsten Ausdruck fand. Nachdem die kritische Prüfung der alten Therapie zu dem Ergebniss geführt hatte, dass selbst diejenigen Mittel, zu welchen man bisher das stärkste Vertrauen gehabt, der Aderlass, das Emeticum, die Abführmittel, von keinem wesentlichen Einfluss auf den Gang der Krankheiten sind, war der

[1]) Necessitas Medicinam invenit, Experientia perfecit (Baglivi).

Glaube an die ganze alte Therapie erschüttert. Man kam zu dem Resultat: Wir können überhaupt nicht heilen; nur die Natur heilt; uns bleibt nichts übrig, als zu beobachten und Schädlichkeiten fern zu halten.

Dieser nihilistischen Anschauung, welche lange auf der internen Therapie gelastet, lag jedoch der principielle Fehler zu Grunde, dass sie unter Therapie nur diejenigen Einwirkungen verstand, welche durch Medicamente auf den Krankheitsprocess oder den Krankheitsheerd direct ausgeübt werden konnten; die locale und die specifische Therapie galten als die einzige wissenschaftliche, und die geringen Erfolge derselben schienen zu dem Schlusse zu berechtigen, dass es überhaupt nur eine Therapie des Zuschauens gebe. Man vergass, dass auch die Pflege der Kranken, die Diät u. s. w., ja die Ordnung alles dessen, was den Kranken umgiebt, wesentliche Theile der Gesammtbehandlung sind.

Diese irrthümliche Auffassung erklärt sich theils aus der kritisch negirenden Richtung der Zeit, theils aus der Stellung der inneren Klinik zu einem grösseren Krankenhause. Mit den festen Einrichtungen eines solchen war alles Andere gegeben; in der Hand des Arztes lag eigentlich nur die Krankenbeobachtung und die medicamentöse Behandlung. Von deren Leistung wurde fast ausschliesslich das Urtheil abstrahirt. Es ist nicht zu leugnen, dass diese abhängige Stellung, welche die innere Klinik an den meisten Universitäten gehabt, ihre freie Entwickelung namentlich nach der therapeutischen Seite nicht unwesentlich erschwert hat.

Langsam und unter mancherlei Schwankungen hat sich die innere Medicin aus diesem Nihilismus emporgearbeitet, und ich meine nicht zu irren, wenn ich sage, dass sie allmählich fortschreitend sich gegenwärtig auf dem richtigen Wege befindet, welcher zwischen der exacten Kritik der Wissenschaft und der bewährten Erfahrung eine richtige Mitte hält, und auf welchem sie auch ihren practischen Aufgaben zu genügen im Stande sein wird.

Die vielen Hemmungen, welche der inneren Medicin entgegenstanden, haben ihr ein besonderes Gepräge aufgedrückt und ihre besonderen Vorzüge zur Entwicklung gebracht. Je schwieriger ihre Aufgabe war, um so mehr sah sie sich genöthigt, Scharfsinn und Sorgfalt und unendlichen Fleiss aufzuwenden, um in die Tiefe zu dringen und die verborgenen krankhaften Vorgänge, welche mit ihren Symptomen gleichsam an die Oberfläche treten, zu erschliessen, zu verstehen und zu verfolgen. Mit unermüdlicher Sorgfalt und bewundernswerther Objectivität hat die alte Medicin, an der Spitze Altvater Hippokrates, die Erscheinungen am Krankenbette gesammelt, in ihrer Bedeutung studirt und für die Zwecke der ärztlichen Kunst verwerthet. Mit gleichem Fleiss hat die neuere Medicin die physikalischen, chemischen, mikroskopischen, thermometrischen Untersuchungsmethoden ausgebildet und die Krankenbeobachtung und Untersuchung zu einer festen wissenschaftlichen Methode gestaltet. Diese streng wissenschaftliche klinische Methode, an deren Ausbildung die Berliner Klinik in hervorragender Weise betheiligt ist, hat sich eine unbestrittene Autorität erworben und hat in dem Vortrage des Herrn v. Bergmann unumwundene Anerkennung gefunden.

Denselben Charakter muss auch die interne Therapie bewahren.

Minutiöse Sorgfalt, Umsicht und planmässige Consequenz müssen auch die Richtschnur der internen Therapie bleiben. Nur selten sind wir im Stande, mit so entscheidender Macht, wie es die Chirurgie so häufig kann, die Krankheiten zu brechen. Die Zahl unserer Specifica ist immer noch eine geringe, und auch die abortive und antipyretische Heilmethode verspricht ihre Erfolge nur bei einer äusserst umsichtigen Anwendung. Wir hoffen, dass die Pharmakologie und Chemie, die uns in den letzten Jahren reiche Schätze gespendet hat, auch in Zukunft die Macht der internen Therapie vergrössern werden. Aber dennoch wäre es ein Irrthum zu glauben, dass die interne Therapie nur oder auch nur wesentlich in der Anwendung von Medicamenten gipfelt. Wer da glaubt, dass die Aufgabe der Aerzte wesentlich darin besteht, für die vorhandene Krankheit ein passendes Recept zu verschreiben, der wird freilich von den Leistungen der internen Therapie wenig erbaut sein. Denn in die Aufgabe der Therapie fällt noch vieles Andere. Sie ist im weitesten Sinne eine Sorge für den Kranken und hat Alles, selbst das Kleinste ins Auge zu fassen, was dem Patienten nützlich, das Kleinste zu entfernen, was ihm schädlich sein kann.

Vor einer Gesellschaft practischer Aerzte hiesse es Eulen nach Athen tragen, wollte ich diesen Gedanken weiter durchführen. Nur das Eine gestatten Sie mir noch hervorzuheben: Die interne Therapie unterscheidet sich von fast allen Specialitäten wesentlich dadurch, dass sie nicht nur die Krankheit im Krankheitsheerde zu bekämpfen hat, sondern dass die Behandlung des ganzen Individuums in ihr Bereich, in ihre Aufgaben fällt. Dieser letztere Theil der Therapie war von den alten Hippokratikern des 17. Jahrhunderts mit besonderer Umsicht gepflegt. Die wenig beachtete Lokaltherapie wurde zur Zeit der neueren Medicin namentlich durch die Vervollkommnung der anatomischen Lokaldiagnose die in den Vordergrund tretende Aufgabe. So wichtig die Lokaltherapie ist, so muss gerade die innere Therapie in diesem Punkte häufig ihre Schwäche erkennen, gerade gegenüber den chirurgischen Specialitäten, deren Stärke die lokale Therapie ist. Die Eigenartigkeit der inneren Therapie ist die Behandlung des Individuums. Wir behandeln nicht eine Pneumonie, einen Typhus u. s. w., sondern ein Individuum, welches von dieser Krankheit ergriffen ist. In dem Kampfe ums Dasein[2]), den die Krankheit darstellt, haben wir ebenso alle Be-

[2]) Die Auffassung der Krankheit als eines Kampfes ist eine sehr alte; sie war namentlich den Aerzten des 17. Jahrhunderts sehr geläufig. Sydenham bezeichnet geradezu die Krankheit als das Bestreben der Natur, Schädlichkeiten aus dem Körper zu entfernen. Erst die spätere philosophische Zeit trug den Begriff der prästabilirten Zweckmässigkeit hinein, und mit der Reaction gegen diese Idee ging auch der alte Begriff der Krankheit verloren oder wurde wenigstens vergessen. Unter dem Einfluss der Darwin'schen Naturanschauung ist uns der Begriff, in der Krankheit einen Kampf ums Dasein zu sehen, wieder zugänglicher geworden, und die moderne Bacteriologie trägt

sonderheiten des Individuums wie der Krankheit zu studiren. Wir haben mit allen vegetativen Kräften des Organismus zu rechnen, wir haben den Organismus als ein Ganzes, als ein Individuum zu betrachten. Aber wir haben es auch mit einem beseelten Individuum zu thun. Alle Gefühle, alle Gedanken, alle Gewohnheiten, alle Schwächen, alle Vorurtheile und alle Illusionen, welche dies Individuum erfüllen und bewegen, sind Gegenstand der Krankenbeobachtung und Behandlung und erfordern die minutiöseste Rücksicht. Wie complicirt und schwierig hiermit die Aufgabe des Arztes wird, mit wie vielen Hindernissen und Vorurtheilen er zu kämpfen hat, was er an Umsicht und an Kenntniss des menschlichen Herzens und der menschlichen Verhältnisse bedarf, das brauche ich an dieser Stelle nicht auseinander zu setzen. Aber das werden Sie mir zugeben, dass der geistreiche aber paradoxe Satz Lotze's, welcher die Pathologie und Therapie als mechanische Wissenschaften bezeichnet, für unsere Zeit noch nicht zutrifft, und dass wir vielleicht den besten Theil unserer ärztlichen Kunst bei Seite schieben würden, wenn wir uns auf die in diesen Worten gesteckte Aufgabe beschränken.

M. H.! Die innere Medicin und die innere Therapie haben von der Chirurgie viel lernen können. Auch in ihrer neuen glänzenden Epoche der antiseptischen Aera hat sie der inneren Medicin ein leuchtendes Beispiel und eine fruchtbare Anregung gegeben. Wir

viel dazu bei, diese Auffassung zu befestigen. Wie klar die Alten in dieser Weise dachten, und wie fruchtbar eine solche Auffassung für die Medicin ist, scheint mir der folgende Passus zu lehren, den ich nach van Swieten's Commentaren citire: „In Betracht dieser beiden Stücke verglich Prosper Alpinus die Krankheit mit einem Feinde, dessen Vorhaben dahin gehet, den Körper zu Grunde zu richten; die Natur aber mit einem Befehlshaber dieser belagerten Festung, welcher den Leib wider die Angriffe der feindlichen Krankheit vertheidigt. Die Zufälle der Krankheit und die Kräfte der Kranken betrachtete er als die miteinander streitenden Soldaten. Hieraus ist leicht abzunehmen, dass zur glücklichen Kur der Krankheiten nichts so viel beitrage, als wenn die Kräfte des Kranken stark sind. Diese müssen demnach mit aller Mühe und Fleiss erhalten werden."

wünschen auch für die innere Medicin eine gleiche unabhängige Entwicklung, welche sie ihre Ziele und Aufgaben unbeirrt und unbeeinflusst verfolgen lässt. Die Grenzen von Chirurgie und innerer Medicin sind heute mehr denn je verwischt. Es eröffnet sich ein von Tag zu Tag sich erweiterndes Feld, auf welchem sie gemeinschaftlich arbeiten, das der sogenannten „internen Chirurgie“. Wenn man freilich gesagt hat, die innere Therapie muss mehr und mehr chirurgisch werden, so kann ich das nur als ein vollständiges Verkennen der Aufgaben und Leistungen der inneren Medicin bezeichnen. Auf diesem gemeinschaftlichen Felde der ärztlichen Thätigkeit kommt der Chirurg dem inneren Mediciner zu Hülfe; es handelt sich nicht darum, dass der eine dem andern den Boden streitig macht, sondern es handelt sich darum, dass neue, bisher unbebaute Gefilde entdeckt werden, welche die Chirurgie und die innere Medicin Hand in Hand betreten, bebauen und der Cultur der ärztlichen Wirksamkeit erschliessen sollen.

Meine Herren! Unser Verein hat sich die Aufgabe gestellt, der inneren Medicin eine besondere Stätte zu gründen, auf welcher Neues mitgetheilt und die schwebenden Tagesfragen der Discussion unterworfen werden. Namentlich haben wir gemeint, dass für die fruchtbare Entwicklung der inneren Medicin ein steter Verkehr zwischen der kritischen Methode der Klinik und den Anforderungen der Praxis eine Nothwendigkeit wäre. Wir haben auf diese Verbindung stets einen grossen Werth gelegt, in ihr die Garantie eines gesunden Fortschrittes gefunden, und wenn ich nicht irre, ist die Zeit nicht mehr fern, wo die ersten Früchte unserer Arbeit reifen werden.

Zeitfracht Medien GmbH
Ferdinand-Jühlke-Straße 7
99095 Erfurt, Deutschland
produktsicherheit@kolibri360.de